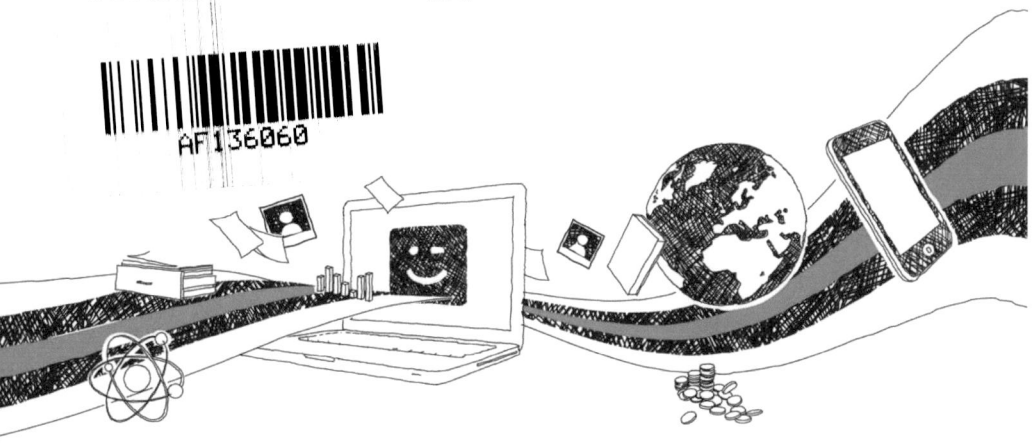
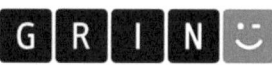

Schweinegrippe als Lebensmittelskandal. Ernährung und Gesundheit in den Medien

Karen Steinbach

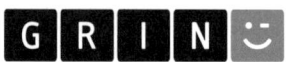

Bibliografische Information der Deutschen Nationalbibliothek:

Die Deutsche Nationalbibliothek verzeichnet diese Publikation in der Deutschen Nationalbibliografie; detaillierte bibliografische Daten sind im Internet über http://dnb.d-nb.de abrufbar.

ISBN: 9783346604033
Dieses Buch ist auch als E-Book erhältlich.

Druck und Bindung: Books on Demand GmbH, Norderstedt Germany
Gedruckt auf säurefreiem Papier aus verantwortungsvollen Quellen

Das vorliegende Werk wurde sorgfältig erarbeitet. Dennoch übernehmen Autoren und Verlag für die Richtigkeit von Angaben, Hinweisen, Links und Ratschlägen sowie eventuelle Druckfehler keine Haftung.

Das Buch bei GRIN: https://www.grin.com/document/1176820

Universität Siegen

Philosophische Fakultät

Germanistisches Seminar

Du bist was Du isst – Ernährung und Gesundheit in den Medien

Wintersemester 2015 /2016

Schweinegrippe – ein Lebensmittelskandal?

Inhaltsverzeichnis

1. Einleitung

Das Seminar „Du bist was Du isst" befasst sich damit, welche Rolle Ernährung in den Medien spielt, was bestimmte Diskurse an die Bevölkerung suggerieren und welchen Einfluss das hat oder zukünftig haben kann. Im Verlauf dieser Hausarbeit möchte ich mich, passend zu einem im Seminar durchgenommenen Thema, mit Lebensmittelskandalen in den Medien beschäftigen. Um das Thema einzugrenzen, beinhaltet die Hausarbeit nicht das weite Thema Lebensmittelskandal, sondern ein konkretes Beispiel, das ich untersuchen möchte. Die Hauptfragestellung soll dabei sein, ob die Schweinegrippewelle, mit der Deutschland in den Jahren 2009 und 2010 zu kämpfen hatte, zu den Lebensmittelskandalen zählt, oder nicht. Dazu sollen bestimmte Argumente aufgestellt und belegt werden.

Dafür möchte ich zunächst analysieren und darstellen, wie ein standardisierter Skandal in Bezug auf Lebensmittel in den Medien dargestellt wird

Daraufhin werde ich das Beispiel Schweinegrippe hinzuziehen, zunächst erläutern, worum es sich genau bei dieser Erkrankung handelt und welchen Einfluss sie hat, folgend dann wie der Diskurs in den Medien verlaufen ist und welche Bedrohung für die Bevölkerung bestand. Schließlich wird ein Fazit die Ergebnisse meiner Untersuchung zusammenfassen und die Frage dieser Hausarbeit, ob die Schweinegrippe ein typischer Lebensmittelskandal ist, beantworten.

2. Theoretische Basis – wie verläuft ein typischer Lebensmittelskandal und was charakterisiert ihn?

Damit ein Lebensmittelskandal entsteht bedarf es einem Missstand, oder auch Mängeln an bestimmten Waren oder innerhalb eines Unternehmens in der Lebensmittelbranche. „Zwischen Missständen und Skandalen besteht ein kategorialer Unterschied.", (Kepplinger, 2012: 34). „Ein Missstand muss von den öffentlichen Medien zunächst dramatisiert werden, skandalisiert werden.", (Kepplinger, 2012: 35). Journalisten erkennen oft das Skandalisierungspotential eines Lebensmitteldefizites. Daraufhin wird darüber berichtet, meist von mehreren Zeitungen gleichzeitig, sowie auch im Internet und im Fernsehen. Diese plötzliche Berichterstattung vermittelt der Bevölkerung den Eindruck, dass der plakatierte Missstand gerade erst aufgedeckt worden sei. „Skandale entstehen in der Regel sehr schnell, weshalb man zu Recht sagt, sie „brechen aus". Innerhalb weniger Tage beherrschen sie die Berichterstattungen der wesentlichen Medien sowie die Aufmerksamkeit eines Großteils der Bevölkerung.", (Kepplinger, 2012: 41). Die Zeit bis zum so genannten Ausbruch eines Lebensmittelskandals nennt sich Latenzzeit. Sie wird als „Vorhandensein einer Sache, die [noch] nicht in Erscheinung getreten ist" (duden.de) definiert. Die Latenzzeit kann verschiedene Gründe haben: „Der erste Grund besteht darin, dass die vorhandenen Informationen nicht zu den Medien gelangen" (Kepplinger, 2012: 41f). Die zweite Möglichkeit ist, „dass Journalisten die Skandalträchtigkeit eines Vorwurfs nicht erkennen." (Kepplinger, 2012: 42). Als dritten Grund der Latenzzeit, besteht die Möglichkeit, dass die Meldung (zuerst) nicht wahrgenommen wird, da sie in den öffentlichen Medien nicht genug Breite bekommt. Dies liegt daran, „dass ein Skandalisierungsversuch nur dann erfolgreich ist, wenn die Vorwürfe eines Mediums von mehreren einflussreichen Medien aufgegriffen und verstärkt werden." (Kepplinger, 2012: 42)

Die Skandale sollen die Menschen bei Interesse halten. Die Nachfrage nach Informationen steigt, wenn ebenso das Unbehagen in der Bevölkerung wächst. „Sie rufen bei vielen Menschen das Gefühl herbei, dass sie persönliche bedroht sind. Dies ist auch dann der Fall, wenn sie die fraglichen Lebensmittel oder Medikamente aktuell überhaupt nicht verwenden., (Kepplinger, 2012: 38)

Dabei wird in der Berichterstattung oft deutlich gemacht, wem die Menschen die Schuld an der für sie empfundenen Bedrohung zuweisen sollen: „Mehr als vier Fünftel (88%) aller Beiträge, die Missstände durchgehend anprangern, charakterisieren sie eindeutig oder überwiegend als Folge von schuldhaftem Versagen. Ein Drittel der Beiträge (31%) erwecken den Eindruck, die Verursacher hätten die Missstände vermeiden oder verhindern können.

Ein Drittel (37%) legt die Folgerung nahe sie hätten niedere Ziele verfolgt" (Kepplinger, 2012: 36)

Die Skandale besitzen oft mehrere Komponenten die Auswirkungen außerhalb der involvierten Lebensmittelunternehmen haben.

„Lebensmittelskandale besitzen fast immer eine rechtliche und eine medizinisch-biologische Komponente. Die rechtliche Komponente bilden Verstöße gegen Gesetze und Verordnungen – vor allem die Missachtung von Grenzwerten. Die medizinische-biologische Komponente bilden die vermutlichen Auswirkungen der Verstöße auf die Gesundheit der Verbraucher." (Kepplinger, 2012: 39).

Besonders die politische Komponente hat Auswirkungen auf Entlassungen, ebenso auf zurücktreten einiger Politiker, denen vorgeworfen wird, sie hätten falsch oder nicht rechtzeitig gehandelt und in den Lebensmittelmissstand eingegriffen.

Der Skandal scheint plötzlich zu verebben, wenn die Medien nicht weiter darüber berichten. Ist das Thema aus Sicht der einflussreichen Medien ausgeschlachtet, scheint auch für die Bevölkerung der Skandal verschwunden zu sein, da sie nicht mehr mit dem Thema konfrontiert werden und neue Informationen erhalten. Auch wenn die Berichterstattung verebbt, kann der Missstand nach wie vor vorhanden sein.

Die Medien spielen eine große Rolle im Bereich der Lebensmittelskandale. „Ohne sie gibt es keinen Skandal. Denn nur sie verfügen über die Möglichkeiten, einen Missstand raumgreifend, schnell und effektiv anzuprangern." (Kepplinger, 2012: 40). Ohne öffentliche Berichterstattung gäbe es keinen Skandal.

Ein Skandal kann sich lang in den Medien halten. Gründe dafür können sein, dass zum Beispiel immer mehr Informationen gefunden werden, die sich weiter anprangern und ausschlachten lassen. Die Leser fragen immer mehr Informationen nach, um sich zu vergewissern, wie groß das Ausmaß der Bedrohung ist.

Die Skandale haben mögliche Auswirkungen auf das Kaufverhalten der Menschen, da die Medien dazu neigen die Bedrohung größer darzustellen, als sie ist. So versucht die Bevölkerung möglicherweise betroffene Lebensmittel zu vermeiden, was zu einem veränderten Kaufverhalten führt und ebenfalls zu einem schlechten Image und einer schlechteren Wettbewerbsfähigkeit des betroffenen Unternehmens.

Lebensmittelskandale müssen den Missständen, die sie darstellen, also nicht entsprechen. Sie sind von den öffentlichen Medien dargestellte Berichterstattungen, die Einfluss auf Menschen und Regierungen im lokalen Gebiet haben. Das Ausmaß und die Dauer des Skandals ist unabhängig von Ausmaß und Dauer des Missstandes. Der Diskurs, der dargestellt wird, ist also nur von einer bestimmten Dauer: „Betrachtet man vorliegende Diskursanalysen, so zeigt sich, dass die Forschungsgegenstände von Diskursanalytikern in erster Linie thematisch und zeitliche bestimmt werden." (Nier, 2014: 31)

Ein Skandal wird also vom Hauptthema, dem Missstand, und der Zeit bestimmt in der über ihn, nach Vorstellungen der öffentlichen Medien, berichtet wird.

Die Medien prangern den Skandal nach ihrer Vorstellung an, wobei nicht zwingend die Realität dargestellt wird.

„Lebensmittelskandale werden […] als geographisch nahe, unkontrollierbare Bedrohung dargestellt, der die Menschen hilflos ausgeliefert sind. Zudem erweckt eine oftmals kritische Schilderung der eingeleiteten Gegenmaßnahmen den Eindruck, die politisch Verantwortlichen seien mit der Situation überfordert." (Linzmaier, 2007: 18)

3. Schweinegrippe – ein Lebensmittelskandal?

3.1 Was ist die Schweinegrippe?

Schweinegrippe ist eine ursprünglich aus Mexiko und Südamerika stammende Form der Influenza. Sie wird durch das Virus H1N1 ausgelöst. Es ist „eine auch auf Menschen und von Menschen zu Mensch übertragbare Viruserkrankung bei Schweinen" (www.duden.de). Das Virus wird beim Menschen als Tröpfcheninfektion weitergegeben. „Die Viren können direkt von Schwein zu Mensch (aber auch von Mensch zu Schwein) übertragen werden." (www.internisten-im-netz.de)

„Die Schweinegrippe verläuft ganz überwiegend harmlos, es gibt auch sehr schwere Fälle. Ein tödlicher Ausgang ist möglich" (www.miomedi.de).

Die Symptome der Influenza sind die einer gewöhnlichen Grippe: Fieber, Halsschmerzen, Kopf- und Muskelschmerzen, Reizhusten, Schnupfen, Frösteln und Schweißausbrüche. Ebenfalls sind häufige auftretende Symptome Erbrechen und Durchfall.

Es handelt sich also um eine grippeähnliche Erkrankung, die sehr harmlos verlaufen kann, ebenso aber auch tödliche Auswirkungen haben kann.

3.2 Diskursverlauf der Schweinegrippe

Der Ausbruch der Schweinegrippe beginnt im Frühjahr 2009 in Mexiko. Zeitungen, Fernsehen und Radio, sowie auch das Internet berichten über die Krankenziffern: „In Mexiko habe die Zahl der Erkrankten bereits am 30. April bei 6000bis 23000 gelegen, schreiben Forscher [...] im Fachmagazin „Science".“(www.spiegel.de). Damit liegt die Gefahr der Ansteckung für die Deutschen weit entfernt. Die deutschen öffentlichen Medien berichten zwar vereinzelt, jedoch wird der Berichterstattung wenig Breite gegeben.

Da die Krankheit sich ausbreitet und kurz darauf auch in den angrenzenden USA die Anzahl der Erkrankten zunimmt, berichten die deutschen Medien vermehrt über die Grippe: „Die Weltgesundheitsorganisation (WHO) hat nach jüngsten Daten seit Ende April 27373 Schweinegrippefälle in 74 Ländern registriert. 141 der Erkrankten sind gestorben." (www.spiegel.de). Im selben Artikel wird ebenfalls berichtet, dass die erste Erkrankung eines Menschen schon länger zurück liege, als zunächst vermutet wurde: „Schweinegrippe-Virus: erste menschliche Infektion soll schon Monate zurück liegen." (www.spiegel.de). Diese Berichterstattung soll und lässt die Menschen verunsichern, da die Medien von keinen Details berichten, und es unklar scheint wie lange die H1N1-Viren schon im Umlauf sind, bevor die erste Diagnose gestellt wurde und Informationen darüber an die Öffentlichkeit gelangten. Die Länge der Latenzzeit ist also zunächst unklar. Die Gründe dafür scheinen laut Nachrichten jedoch deutlich: die Informationen gelangten nicht zu den Medien oder wurden anfangs für irrelevant befunden.

Mitte Juni berichten dann Zeitungen wie der Spiegel auf einmal von einer „2. Welle" (www.spiegel.de) und begründen diese Überschrift im Artikel mit der Nachrichte: „Seit Ende voriger Woche gibt es offiziell kein Land mehr, das Sicherheit böte vor dem neuen Influenzavirus." (www.spiegel.de). Am Schluss dieses Artikels wird plakatiert dargestellt, wie allgegenwärtig die Grippe auch hier in Deutschland mittlerweile ist: „Das Virus ist aktiv in Gefängnissen und Bordellen, auf Kreuzfahrtschiffen und U-Bahnhöfen – und auch mitten in Deutschland. Eine japanische Schule in Düsseldorf ist vergangene Woche geschlossen worden. Mindestens 46 Kinder erkrankten an der neuen Influenza, untypisch für diese Jahreszeit, eines musste in die Uni-Klinik. In Köln haben sich davon unabhängig bisher 8 Schüler infiziert." (www.spiegel.de).

Außerdem werden neue Vermutungen aufgestellt, wann die Schweinegrippe erstmals beim Menschen ausgebrochen ist. „Im Januar war das Virus nach neuen Erkenntnissen vom Schwein auf den Menschen übergesprungen." (www.spiegel.de). Die Bevölkerung wird durch diese Nachrichten verunsichert. Das Virus könnte sich schon viel länger ausgebreitet haben als bisher bekannt war. Jedoch scheint die Verunsicherung die Deutschen noch nicht in ihrem Alltag zu beeinflussen, da ebenfalls berichtet wird, dass große Veranstaltungen nach wie vor unbeeinträchtigt stattfinden: „Trotz Pandemie laufen Massenveranstaltungen wie Konzerte, Fußballspiele oder Volksfeste weiter. Bei akutem Virenalarm könnten die Gesundheitsämter aber auch schnell anders entscheiden. Vor allem vorübergehende Schulschließungen gelten als wichtiges Mittel um die Influenza einzudämmen." (www.spiegel.de)

Da die Anzahl der Erkrankten in Deutschland bis zu diesem Zeitpunkt sehr gering ist, glauben die Menschen an eine ebenfalls geringe Wahrscheinlichkeit der Infektion.

Anfang Juli überschlagen sich plötzlich die Schlagzeilen: „Pandemie-Virus: Neue Schweinegrippe-Fälle in Rheinland-Pfalz" (www.spiegel.de), „Neue Infektionen in Deutschland: In Ludwigshafen gibt es drei Infektionen und zwei Erkrankungen mit dem Erreger der Schweinegrippe." (www.spiegel.de), „Die Schweinegrippe breitet sich rasend schnell unter Menschen aus, spielte bei Schweinen bislang kaum eine Rolle. Jetzt haben Forscher gezeigt, dass die Tiere erkranken, die Vieren effizient weitergeben und neue, gefährliche Erreger entstehen lassen können." (www.spiegel.de), „Die Zahl der weltweit registrierten Schweinegrippefälle ist aktuell auf über 100.000 gestiegen" (www.spiegel.de). Die Schweinegrippe ist in den Medien allgegenwärtig. Wenige Tage später berichtet der Spiegel: „Rasanter Anstieg: wie das Robert-Koch-Institut bestätigte, sind bereits 1500 Bundesbürger mit dem Erreger der Schweinegrippe infiziert" (www.spiegel.de).

Das Virus breitet sich rapide aus und die Nachrichten zu der Grippe scheinen zu explodieren. In Deutschland gibt es immer mehr Infizierte und die Medien suggerieren durch ihre Berichterstattung mehr werdende Verunsicherung.

Anfang August 2009 macht der Artikel mit der Überschrift Rasante Ausbreitung: Fast 8000 Schweinegrippe-Fälle in Deutschland." (www.spiegel.de), das Ausmaß und die Geschwindigkeit der Verbreitung bewusst. In diesem Artikel wird ebenfalls deutlich, dass die Geschwindigkeit, in der sich die Krankheit ausbreitet, ansteigt.

„Die Zahl der bestätigten Schweinegrippe-Fälle in Deutschland hat sich auf 7963 erhöht. Innerhalb von 24 Stunden wurden 786 neue Fälle gemeldet, wie das Robert-Koch-Institut in Berlin am Mittwoch mitteilte" (www.spiegel.de). Gleichzeitig wird berichtet: „Die Zahl der Schweinegrippe-Todesfälle in der Welt hat unterdessen die Tausendermarke überschritten." (www.spiegel.de). Schulen schließen „Schulen schließen wegen Schweinegrippe" (www.fazarchiv.faz.net) und immer mehr wird den Menschen deutlich gemacht, dass sie von der Schweinegrippe umgeben sind. Nur zwei Tage später erscheint ein Bericht, der die Angst der Bundesbürger bestätigt: „Diagnose mangelhaft: die Schnelltests die zur Erkennung der Schweinegrippe benutzt werden, sind extrem unzuverlässig – und geben in vielen Fällen falsche Entwarnung. Bei einer Arzthelferin wurde eine Infektion nicht erkannt, die Frau arbeitete noch tagelang in einer Klinik" (www.spiegel.de), „die Trefferquote liegt lediglich zwischen 40und 69 Prozent" (www.spiegel.de).

Anfang Oktober 2009 berichten die Medien: „Schweinegrippe: Erster deutscher H1N1-Todesfall bestätigt." (www.spiegel.de). „Nun ist es gewiss: Eine 36-jährige Patientin ist am Essener Universitätsklinikum tatsächlich am Schweinegrippe-Virus gestorben. Damit ist sie die erste Person in Deutschland, deren Todesursache der H1N1-Erreger war." (www.spiegel.de). In den ersten Zeilen des Artikels wird jedoch nicht darüber berichtet, dass die Verstorbene als Raucherin und durch ihr Übergewicht als Risikopatientin eingestuft war. Die Nachfrage nach Informationen steigt, die Tatsache, dass der Verlauf der Krankheit tödlich sein kann, scheint nun realistisch und lokal.

Eine erste Zuversicht zeigt sich dadurch, dass Ende Oktober berichtet wird, es seien erste Impfungen möglich: „Gesundheitsämter: Schweinegrippe-Impfungen gestartet" (www.spiegel.de), „In ganz Deutschland ist am Montag die Impfaktion gegen die Schweinegrippe angelaufen. Zunächst sollen Ärzte, Krankenschwestern, Klinikpersonal und Polizisten geimpft werden, nächste Woche dann die normale Bevölkerung. Manche Bundesländer wichen von diesem Impfplan ab." (www.spiegel.de)
Doch vier Tage später erscheint ein neuer Bericht der Schlagzeilen macht: „Pandemie in Deutschland: Drei Schweinegrippe-Tote an einem Tag." (www.spiegel.de). Es wird dargestellt, dass auch junge Infizierte in guter Behandlung an der Krankheit sterben können: „Seit Freitag gibt es in Deutschland sechs Todesopfer des H1N1-Erregers. Allein drei von ihnen starben an diesem Freitag. Die jüngsten Opfererlagen im Universitätsklinikum Bonn, im Augsburger Zentralklinikum und in einer Kinderklinik im sauerländischen Neunkirchen in den Folgen ihrer schweren Erkrankung. Es handelt sich um eine Frau mittleren Alters, einen Jugendlichen und ein Kind." (www.spiegel-.de).
Daraufhin folgen weitere Nachrichten wie: „Schweinegrippe in Deutschland: zwei Menschen nach H1N1-Infektion gestorben." (www.spiegel.de), „Immer mehr Ansteckungen" (www.fazarchiv.faz.net) und „Bisher elf Tote in Deutschland" (www.spiegel.de). Hinzukommt, dass die Maßnahmen, die gegen die Verbreitung ergriffen werden, scheinbar nicht effektiv sind. „Zu wenig Impfstoff, Organisationspannen, eine verwirrte Bevölkerung: die Massenimpfung gegen die Schweinegrippe kommt nur stockend voran, die Impfbereitschaft der Deutschen sinkt." (www.spiegel.de). Ebenso werden wirtschaftliche Auswirkungen der Grippe aufgezeigt: „Bei einer Schweinegrippe-Pandemie würde die Schließung von Schulen und das prophylaktische Fernbleiben vom Arbeitsplatz weit stärker belasten als die direkten Folgen der Krankheit." (www.spiegel.de). „Eine Erkrankungswelle in der nahen Zukunft würde die Erholung der angeschlagenen Ökonomie verzögern" (www.spiegel.de).

Im November 2009, veröffentlich die Frankfurter Allgemeine zuerst einen Artikel mit der Überschrift „Junger Mann nach Grippeimpfung gestorben" (www.fazarchiv.faz.net) und kurz darauf wird in den Nachrichten dargelegt, dass der Pharmakonzern, der die Impfstoffe gegen die Schweinegrippe hergestellt hat, diese in Kanada zurückruft: „Der Pharmakonzern GlaxoSmithKline hat in Kanada eine Charge seines Schweinegrippe-Impfstoffs zurückgerufen. Grund ist der Verdacht auf eine Häufung schwerer Allergien. Der Impfstoff in Deutschland betreffe das nicht, sagt die Firma." (www.spiegel.de). Zusätzlich wird berichtet: „Gesundheitsamt: Grippe breitet sich massiv aus" (www.fazarchiv.faz.net)

Doch bereits zwei Tage später ist die Schlagzeile im Spiegel: „Erste Schweinegrippe-Panik scheint überwunden." (www.spiegel.de). Geschrieben wird, dass es weniger Ansteckungen gebe. „In Bayern, wo die aktuelle Schweinegrippe-Welle ihren Anfang nahm, geht die Zahl der Patienten, die wegen akuter Atemwegserkrankungen zum Arzt gehen schon seit zwei Wochen zurück." (www.spiegel.de).

Im Dezember wird noch einmal in einem Artikel über Todesopfer der Schweinegrippe berichtet: „Schweinegrippe: Zwei Infizierte gestorben" (www-fazarchiv.faz.net).

Darauf folgende Artikel berichten nicht mehr über die Grippe selbst, sondern über Folgen und Auswirkungen: „Während die Schweinegrippe-Infektionszahlen laut Influenza-Wochenbericht der Robert-Koch-Instituts zuletzt stark rückläufig waren, befeuert das Virus das Geschäft mit Desinfektionsmitteln: 121 Prozent, der Packungen mit Hautdesinfektionsmitteln wurden im dritten Quartal 2009 im Vergleich zum Vorjahr in Apotheken verkauft, der Umsatz stieg um 76%." (www.spiegel.de), „Fehldiagnose durch die Schweinegrippe. Wegen der Fixierung auf die Schweinegrippe sind andere, lebensgefährliche Erkrankungen erst verspätet erkannt worden." (www.spiegel.de), „Derzeit sind in Deutschland sieben wichtige Kinderimpfstoffe nicht mehr lieferbar. Als Grund geben die Pharmakonzerne die Auslastung mit der Produktion von Schweinegrippe-Impfstoff an." (www.spiegel.de).

Doch Erkrankungen oder Todesfälle gibt es in den Medien nicht mehr. Die Berichterstattung über Infektionen hört von der einen auf die andere Woche auf.

Januar 2010, ein Jahr nach dem die Krankheit vom Schwein auf den Menschen übergesprungen ist, beinhalten die Nachrichten keine wesentlichen Informationen mehr über die Schweinegrippe selbst. Dem entspricht jedoch nicht, dass im August 2010 ein Artikel im Spiegel erscheint mit der Überschrift: „Schweinegrippe-Pandemie ist offiziell zu Ende." (www.spiegel.de). Die Frankfurter Allgemeine Zeitung veröffentlicht zur selben Zeit einen Artikel in dem es heißt: „Die Schweinegrippe ist offiziell keine Pandemie mehr." (www.fazarchiv.faz.net). Über eineinhalb Jahre nach Ausbruch der weltweiten Grippe schildert der Spiegel: „Das Virus hatte die Welt in Atem gehalten, nun ist die Bedrohung auch offiziell vorbei: die Weltgesundheitsorganisation hat die Schweinegrippe heruntergestuft: auf der Pandemie-Warnskala liegt die Seuche nicht mehr auch der höchsten Stufe." (www.spiegel.de).

Der Diskurs über die Schweinegrippe hält sich lang in den Medien. Er beginnt mit vereinzelten Berichten über Infizierte im Ausland. Kaum gibt er erste Erkrankte im Inland, scheinen die Nachrichten über das Virus förmlich zu explodieren. Beinahe täglich gibt es neue Schlagzeilen.

Der Diskurs wird skandalisiert. Die Medien treten jede neu erlangte Information breit. Die Schweinegrippe hat großes Skandalisierungspotential, da die Behandlung nicht zwangsweise erfolgreich ist und es anfänglich keinen Impfstoff gegen die Seuche gibt. Die Informationen und Nachrichten überschlagen sich von Sommer bis Ende 2009. Jeder neue Deutsche Todesfall gelangt in die Medien und erhält dort große Präsenz.

3.3 Dargestellte Bedrohung = reale Bedrohung?

Da die Medien dazu neigen Nachrichten zu dramatisieren und das Ausmaß des Ereignisses dramatischer darzustellen als es ist, ist fraglich, ob die Bedrohung an Schweinegrippe zu Erkranken oder gar zu sterben so enorm war, wie sie in den Berichterstattungen dargestellt wurde. Vereinzelt lassen sich in den Artikel Hinweise auf das wahre Ausmaß der Bedrohung finden: „Hunderttausend, vielleicht mehr, haben sich nach Expertenschätzung bereits weltweit infiziert mit dem H1N1-Virus. In rund 30.000 Fällen liegen positive Laborbefunde vor. Nur 154 Menschen sind nach derzeitigem Kenntnisstand an der Seuche gestorben." (www.spiegel.de). Diese Meldung von Juni 2009 zeigt, dass obwohl die Krankheit sich rasant verbreitet, die Sterblichkeitsrate in Relation zu den Krankenziffern sehr gering ist. Auch die Meldung, dass es in Deutschland zu dem Zeitpunkt, an der sozusagen der Skandalhöhepunkt liegt es „Bisher elf Tote in Deutschland (www.spiegel.de) gibt zeigt: So dramatisch die Seuche dargestellt wird und so gefährlich sie für den Menschen auch sein kann – die Gefahr, die von ihr ausgeht, ist geringer als die öffentlichen Medien sie darstellen. Medien nutzen ihre Macht und Präsenz aus, um die Informationsnachfrage zu steigern. Der Bevölkerung wir dabei überwiegend eine andere und meist auch falsche Bedrohung präsentiert als in Wahrheit vorliegt. Durch sich wiederholende Schlagzeilen wird dem Ereignis oft übermäßig und übertrieben Breite in den Nachrichten gegeben. Durch diese breite Berichterstattung schenken die Bürger den ihnen gegebenen Informationen Glauben und sehen die Bedrohung, die von dem Skandal ausgeht, so wie die Medien es ihnen zeigen.

Als die Nachrichten über die Schweinegrippe im Januar 2010 aufhören, vermittelt dies den Eindruck als sei die Grippewelle ebenfalls vorbei, es gäbe keine neuen Erkrankungen. Dass die Krankheit jedoch erst sieben Monate später in den Nachrichten als überwunden erklärt wird zeigt, dass eine Gefahr der Ansteckung durchaus auch während der Zeit, in der keine Nachrichten bezüglich dieses Themas aufkamen, noch möglich war. Allerdings erscheint im März 2010 ein Artikel in der Frankfurter Allgemeinen der die Vermutung, dass die Medien die Bedrohung dramatisiert haben, bestätigt. „Schweinegrippe weniger tödlich als befürchtet" (www.fazarchiv.faz.net)

Zur Schweinegrippe-Hochzeit wird die Bedrohung, die von der Seuche ausgeht, angeprangert und dramatisiert. Als die Ansteckungen nachlassen wird die Gefahr, gar nicht mehr vermittelt, obwohl durchaus noch Ansteckungsgefahr bestünde. Noch dazu kommend, dass die Gefahr eines tödlichen Ausgangs bei Ansteckung sehr viel geringer ist als dargestellt.

4. Fazit

Der Diskurs über die Schweinegrippe in den öffentlichen Medien trägt in jedem Fall die Kennzeichen eines Skandals. Auch sind einige Merkmale eines Lebensmittelskandals vorzufinden, beispielsweise, dass sich die Menschen auch bedroht fühlen, wenn sie selbst gar nicht in Kontakt mit dem Erreger waren.
Die Meinungen über die Schweinegrippe in Bezug auf Lebensmittelskandale gehen auseinander. Vera Linzmaier zählt sie als Unterkategorie zur Schweinepest mit zu den Lebensmittelskandalen. Hans Mathias Kepplinger schreibt zu dem Thema: „Zu erinnern ist auch an die Schweinegrippe von 2009, die zwar nicht durch den Genuss von Lebensmitteln verursacht wurde, im Bewusstsein der Verbraucher aber ein weiteres Glied in der Kette der Lebensmittelskandale darstellt." (Kepplinger, 2012: 34)

Meiner Meinung nach ist die Schweinegrippe kein Lebensmittelskandal, da die Krankheit nicht durch verzehren des Schweinefleischs übertragen wird. Die Gefahr geht vom Lebenden Schwein aus und nicht von dem Endprodukt: dem Lebensmittel. Auch wenn die Grippe möglicherweise das Kaufverhalten der Menschen beeinträchtig hat, da Angst bestanden haben könnte, über die Nahrung könnte der Erreger ebenfalls übertragen werden, so ist es in erster Linie kein Skandal, der auf dem Mängel eines Lebensmittels basiert.
Der Diskurs über die Schweinegrippe ist zwar ein Skandal der wie ein Lebensmittelskandal

wirkt und auch das Ausmaß eines Lebensmittelskandals hat. Da die Gefahr allerdings nicht von dem Schweinefleisch an sich ausgeht, die Menschen also nicht durch ihre Nahrungszufuhr gefährdet sind ist die Frage, ob es sich bei der Schweinegrippe um einen Lebensmittelskandal handelt, klar mit Nein zu beantworten.

Literaturverzeichnis

Kepplinger, Hans Mathias (2012): „Hausgemacht oder mediengemacht? Lebensmittelskandale als mediales Phänomen" In: Bosch, Nikolaus; Leible, Stefan und Wallau, Rochus (Hrsg): *Lebensmittel in den Medien* .Bayreuth.

Linzmaier, Vera (2007): *Lebensmittelskandale in den Medien: Risikoprofile und Verbraucherverunsicherung.* Erfurt.

Nier, Thomas (2014): *Einführung in die linguistische Diskursanalyse.* Darmstadt.

Internetquellen:

Duden:

http://www.duden.de/rechtschreibung/Latenz (08.03.2016, 11:24 Uhr)

http://www.duden.de/rechtschreibung/Schweinegrippe (11.03.2016, 15:04 Uhr)

Frankfurter Allgemeine:

http://fazarchiv.faz.net/?DT_from=&KO=&timeFilter=&timePeriod=timeFilter&dosearch=new&crxdefs=&sext=0&NN=&BC=&q=schweinegrippe&search_in=q&DT_to=&sorting=&CO=&submitSearch=Suchen&offset=520&maxHits=&CN=&toggleFilter=&#hitlist (14.03.2016, 14:14 Uhr)

http://fazarchiv.faz.net/?DT_from=&KO=&timeFilter=&timePeriod=timeFilter&dosearch=new&crxdefs=&sext=0&NN=&BC=&q=schweinegrippe&search_in=q&DT_to=&sorting=&CO=&submitSearch=Suchen&offset=380&maxHits=&CN=&toggleFilter=&#hitlist (18.03.2016, 08:12 Uhr)

http://fazarchiv.faz.net/?DT_from=&KO=&timeFilter=&timePeriod=timeFilter&dosearch=new&crxdefs=&sext=0&NN=&BC=&q=schweinegrippe&search_in=q&sorting=&DT_to=&CO=&submitSearch=Suchen&maxHits=&offset=310&CN=&toggleFilter=&#hitlist (18.03.2016, 08:20 Uhr)

http://fazarchiv.faz.net/?DT_from=&KO=&timeFilter=&timePeriod=timeFilter&dosearch=new&crxdefs=&sext=0&NN=&BC=&q=schweinegrippe&search_in=q&DT_to=&sorting=&CO=&submitSearch=Suchen&maxHits=&offset=130&CN=&toggleFilter=&#hitlist (18.03.2016, 09:03 Uhr)

http://fazarchiv.faz.net/?DT_from=&KO=&timeFilter=&timePeriod=timeFilter&dosearch=new&crxdefs=&sext=0&NN=&BC=&q=schweinegrippe&search_in=q&DT_to=&sorting=&CO=&submitSearch=Suchen&offset=270&maxHits=&CN=&toggleFilter=&#hitlist (18.03.2016, 17:30 Uhr)

http://fazarchiv.faz.net/?DT_from=&KO=&timeFilter=&timePeriod=timeFilter&dosearch=new&crxdefs=&sext=0&NN=&BC=&q=schweinegrippe&search_in=q&sorting=&DT_to=&CO=&sub

mitSearch=Suchen&maxHits=&offset=290&CN=&toggleFilter=&#hitlist (19.03.2016, 11:43 Uhr)

http://fazarchiv.faz.net/?DT_from=&KO=&timeFilter=&timePeriod=timeFilter&dosearch=new&crxdefs=&sext=0&NN=&BC=&q=schweinegrippe&search_in=q&DT_to=&sorting=&CO=&sub mitSearch=Suchen&maxHits=&offset=170&CN=&toggleFilter=&#hitlist (19.03.2016, 12:07 Uhr)

Internisten im Netz:

http://www.internisten-im-netz.de/de_schweinegrippe-uebertragung_1764.html (11.03.2016, 15:33 Uhr)

Miomedi:

http://www.miomedi.de/gesundheit/krankheiten/schweinegrippe/definition/schweinegrippe-definition.html (11.03.2016, 15:26 Uhr)

Spiegel-Online:

http://www.spiegel.de/wissenschaft/mensch/schweinegrippe-forscher-befuerchten-zehnmal-hoehere-zahl-von-infektionen-a-624285.html (14.03.2016, 18:46 Uhr)

http://www.spiegel.de/wissenschaft/mensch/schweinegrippe-virus-erste-menschliche-infektion-soll-schon-monate-zurueckliegen-a-629930.html (14.03.2016, 18:55 Uhr)

http://www.spiegel.de/spiegel/print/d-65717452.html (14.03.2016, 19:00 Uhr)

http://www.spiegel.de/wissenschaft/mensch/pandemie-virus-neue-schweinegrippe-faelle-in-rheinland-pfalz-a-634474.html (14.03.2016, 19:11 Uhr)

http://www.spiegel.de/wissenschaft/mensch/h1n1-experiment-auch-schweine-koennen-schweinegrippe-bekommen-a-635316.html (14.03.2016, 19:27 Uhr)

http://www.spiegel.de/wissenschaft/mensch/erkrankung-im-urlaub-fast-1500-deutsche-mit-schweinegrippe-infiziert-a-637260.html (14.03.2016, 19:39 Uhr)

http://www.spiegel.de/wissenschaft/mensch/rasante-ausbreitung-fast-8000-schweinegrippe-faelle-in-deutschland-a-640655.html (16.03.2016, 13:58 Uhr)

http://www.spiegel.de/wissenschaft/medizin/h1n1-ausbreitung-schweinegrippe-schnelltests-versagen-in-jedem-zweiten-fall-a-641046.html (16.03.2016, 14:18 Uhr)

http://www.spiegel.de/wissenschaft/medizin/schweinegrippe-erster-deutscher-h1n1-todesfall-bestaetigt-a-653933.html (16.03.2016, 14:41 Uhr)

http://www.spiegel.de/wissenschaft/medizin/gesundheitsaemter-schweinegrippe-impfungen-gestartet-a-657362.html (16.03.2016, 14:55 Uhr)

http://www.spiegel.de/wissenschaft/medizin/pandemie-in-deutschland-drei-schweinegrippe-tote-an-einem-tag-a-658356.html (16.03.2016, 15:12 Uhr) http://www.spiegel.de/wissenschaft/medizin/schweinegrippe-in-deutschland-zwei-menschen-nach-h1n1-infektion-gestorben-a-660051.html (16.03.2016, 15:22 Uhr)

http://www.spiegel.de/wissenschaft/medizin/seuchenbekaempfung-so-ist-die-lage-an-der-schweinegrippe-front-a-660939.html (17.03.2016, 20:33 Uhr)

http://www.spiegel.de/wirtschaft/soziales/h1n1-warnung-vor-wirtschaftlichen-folgen-der-schweinegrippe-a-662339.html (17.03.2016, 20:42 Uhr)

http://www.spiegel.de/wissenschaft/medizin/kanada-pharmakonzern-ruft-schweinegrippe-impfstoff-zurueck-a-663184.html (17.03.2016, 20:59 Uhr)

http://www.spiegel.de/kultur/gesellschaft/verstehen-sie-haas-knutsch-nicht-mit-der-schweinegrippe-a-663052.html (17.03.2016, 21:08 Uhr)

http://www.spiegel.de/wissenschaft/medizin/weniger-ansteckungen-aerzte-sehen-ende-der-ersten-schweinegrippe-welle-a-664044.html (17.03.2016, 21:14 Uhr)

http://www.spiegel.de/spiegel/print/d-68316825.html (17.03.2016, 21:22 Uhr)

http://www.spiegel.de/spiegel/print/d-68785474.html (17.03.2016, 21:31 Uhr)

http://www.spiegel.de/wissenschaft/medizin/kinderkrankheiten-experten-bezeichnen-impfstoff-engpass-als-skandal-a-676571.html (18.03.2016, 09:15 Uhr)

http://www.spiegel.de/wissenschaft/medizin/who-schweinegrippen-pandemie-ist-offiziell-zu-ende-a-711180.html (18.03.2016, 09:23 Uhr)

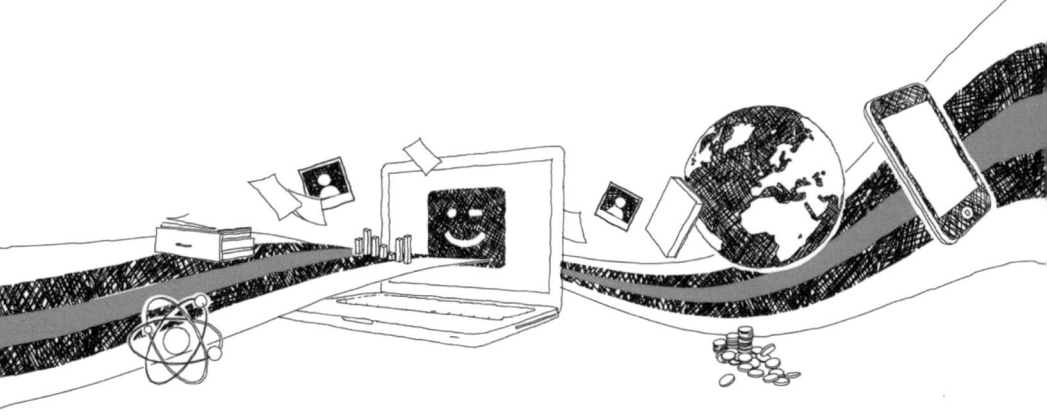
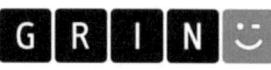